Le Régime Alimentaire

de

l'Entérocolite

Muco-Membraneuse

PAR

Le Docteur Armand GILLOT

**Médecin consultant
à Plombières-les-Bains**

PARIS

LIBRAIRIE A. MALOINE

25-27, rue de l'École-de-Médecine, 25-27

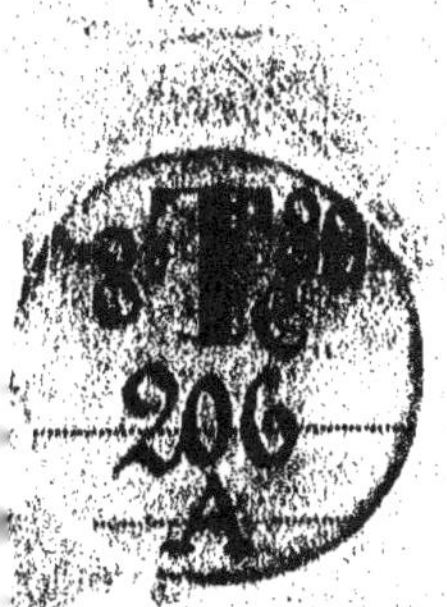

Le Régime Alimentaire

de

l'Entérocolite

Muco-Membraneuse

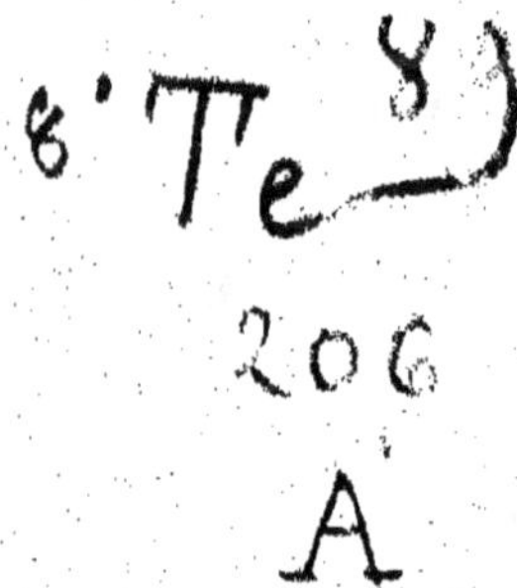

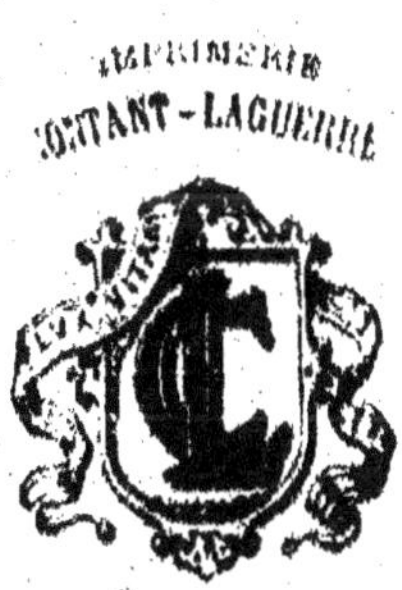
IMPRIMERIE
FONTANT-LAGUERRE

Le Régime Alimentaire

de

l'Entérocolite

Muco-Membraneuse

PAR

LE DOCTEUR ARMAND GILLOT

Médecin consultant
à Plombières-les-Bains

PARIS

LIBRAIRIE A. MALOINE
25-27, rue de l'École-de-Médecine, 25-27

Le Régime Alimentaire

de

l'Entérocolite

Muco-Membraneuse

Tout médecin ayant eu dans sa clientèle des cas d'entérite muco-membraneuse sait combien le traitement de cette affection est long, désespérant et parfois peu efficace. On a usé de tous les moyens, trop heureux quand on n'en a pas abusé ! Laxatifs, purgatifs, lavements, lavages intestinaux, électricité, hydrothérapie, médication calmante, que n'a-t-on pas fait ? Tout, excepté un régime alimentaire convenable et suivi avec ténacité et persévérance.

De tous les traitements dirigés contre l'entérite, le régime est, à mon avis, un des plus efficaces.

Si l'expérience des médecins est à cet égard un guide bien fidèle, celle des malades ne l'est pas moins. Ils sont légion, ces malades qui, pour un tout petit écart de régime, sont atteints d'une crise d'entéralgie; la moindre infraction peut amener une rechute et il faut avoir le courage de résister à la gourmandise dont on subit trop souvent, hélas! les cruelles et douloureuses conséquences; je dis « hélas! », je devrais dire « heureusement », car les douleurs ressenties sont pour le patient une leçon salutaire et lui donnent plus de circonspection pour l'avenir.

L'entourage du malade doit également veiller à la parfaite observation du régime; trop souvent il est faible et les sentiments de compassion l'emportent sur la raison; il doit éviter au malade les occasions de sortir, d'aller dans le monde, où la surveillance est forcément relâchée; notre pauvre intestinal livré à lui-même ne peut résister à la vue des mets si appétissants qu'on lui présente, il en goûte, très peu, il est vrai, mais le lendemain, le médecin est appelé pour une crise douloureuse.

Qu'est-ce qui fait le succès de certaines maisons de santé françaises et étrangères instituées pour le traitement des maladies du tube digestif? N'est-ce pas le régime alimentaire? Certainement, et pourtant ce régime ne diffère pas de celui que nous prescrivons, il est à peu près identique, mais il est observé dans toute sa rigueur. Là, le malade ne mange que ce qui lui est présenté, il n'a pas d'autres ressources; des infirmiers consciencieux ne lui font rien parvenir du dehors, toute tentation est écartée et le médecin est certain que ses prescriptions sont exécutées. Telle est la seule et unique raison des bons résultats obtenus dans ces maisons de régime.

Théoriquement, le régime alimentaire de la colite muco-membraneuse devrait dériver de sa pathogénie, mais cette dernière est loin d'être éclaircie; si aujourd'hui la théorie nerveuse semble rallier le plus de partisans, en faisant de l'entérite un trouble primitif ou secondaire du sympathique abdominal, d'où le nom d'*entéro-névrose* que lui donne Gaston Lyon, il est bien certain que dans la majorité des cas soumis à notre examen, il est difficile et même impossible d'en fixer la pathogénie.

Toujours est-il qu'on doit en tenir compte le plus possible. C'est ainsi que le régime dérivera de l'état de l'estomac. On connaît la théorie d'Albert Robin. D'après lui, la cause primordiale de l'entérite muco-membraneuse réside dans l'hyperesthésie gastrique avec hyperchlorhydrie. Celle-ci provoque la stase des matières fécales dans le gros intestin qui réagit à son tour par une inflammation catarrhale; l'entérite est alors constituée.

Cette théorie, vraie dans bien des cas, est loin

de s'appliquer à la plupart; l'estomac des malades atteints d'entérite muco-membraneuse est tantôt hyperchlorhydrique, tantôt hypochlorhydrique; bien souvent, il est normal au moins cliniquement. Il ne faut donc pas appliquer méthodiquement aux entéritiques le régime de l'hyperchlorhydrie; on doit rester dans un juste milieu en tenant compte évidemment de l'état gastrique des malades sans vouloir tout subordonner à ce dernier.

Le régime convenant le mieux à la colite muco-membraneuse est un régime mixte, c'est-à-dire comprenant toutes les variétés d'aliments; toutefois on aura soin de faire prédominer les hydrocarbures et de restreindre dans de plus ou moins grandes proportions l'usage des albuminoïdes et des graisses; le médecin en fera un choix judicieux et se basera sur les considérations suivantes :

Rejeter tous les aliments laissant dans l'intestin des résidus abondants. Ces derniers, par leur présence, provoquent la sécrétion de la muqueuse intestinale et augmentent les mouvements péristaltiques de l'organe, ils sont donc une cause de sensations douloureuses, coliques, etc.

Pour la même raison, seront mis de côté tous les aliments donnant lieu à des fermentations intestinales, je n'insiste pas. Nous devons donc donner à nos malades des aliments d'une digestibilité parfaite, d'une assimilation aussi grande que possible et rejeter ceux dont les qualités nutri-

tives laissent à désirer. C'est sur ces données con-
firmées par la pratique qu'est basé le régime de
la maladie qui nous occupe.

Le régime indiqué plus loin s'adresse à la majorité des cas d'entérocolite, aux formes d'intensité
moyenne, les crises douloureuses mises à part;
en effet, pendant celles-ci, un régime spécial très
sévère s'impose. Je me hâte de dire que le régime
indiqué ci-après n'est pas un régime-type; il est
impossible d'en fixer un; les malades ne se res-
semblant pas, il appartient au médecin de lui faire
subir des modifications suivant le tempérament,
la diathèse du sujet, et aussi suivant l'état gastrique, ainsi qu'il est dit plus haut.

RÉGIME

DE L'ENTÉROCOLITE MUCO-MEMBRANEUSE

EN DEHORS DES CRISES DOULOUREUSES

PAIN

Variétés permises :

Le *pain blanc* est le plus recommandable en raison du peu de résidu qu'il laisse dans l'intestin; on doit le manger en *petite quantité, très cuit, rassis* et préférer la *croûte* à la mie.

Le pain coupé en tranches minces et *grillé* au four ou sur la braise est aussi bon que le pain blanc, sinon meilleur.

La même remarque s'applique aux *biscottes*, aux *grissini*, aux *gondolos*, au pain *viennois* et au pain dit de Lausanne.

Variétés défendues :

Le pain *frais* et le pain *chaud* à plus forte raison doivent être absolument proscrits; le pain doit être cuit depuis douze heures au moins, mieux vaut encore celui de la veille.

Manger *peu de mie;* certains malades se trouveront bien de la laisser entièrement de côté.

Le pain *trop rassis,* cuit depuis trois jours, pouvant contenir des moisissures ne peut être autorisé.

Il en est de même du *pain complet* qui malgré ses propriétés légèrement laxatives, doit être banni de l'alimentation des entérocolitiques, en raison de sa laborieuse digestibilité.

J'en dirai tout autant du *pain de seigle,* du *pain de maïs,* du *pain de blé noir,* des croissants et des *pains* dits *anglais.*

Le *pain d'épices* est défendu; il contient des substances sucrées qui, fermentant dans le tube digestif, y occasionnent des troubles divers.

POTAGES

Sont permis :

Le bouillon gras, à condition d'être soigneusement dégraissé; malgré cette précaution, quelques malades ne le supportent pas et devront s'en abstenir;

Le potage maigre sans légumes;

Les bouillons de poulet, de veau et de mouton, beef-tea, marmite américaine;

Les potages aux jus de viande, au lait, aux pâtes;

Les potages avec croûtons, pain grillé, biscottes, grissini;

Les bouillies épaisses et bien cuites préparées avec les farines d'avoine, d'orge, de blé, de maïs, de tapioca, de riz, de sagou, d'arrow-root, racahout, perles du Nizam.

Sont défendus :

Les bouillons non dégraissés;

Les soupes aux légumes;

Les potages trop épicés, comme le potage bisque;

Les potages aux extraits de viande qui, le plus souvent mal préparés ou altérés, sont plus nuisibles qu'utiles.

CONDIMENTS ET SAUCES

Quelques condiments sont permis à la condition expresse d'en user comme *aromatiques* pour parfumer un mets et *non comme aliment* ; à ce titre, le cerfeuil, le persil, la cannelle, la vanille, les feuilles de laurier peuvent être utilisés, mais avec réserve.

Les champignons et les truffes, aliments très indigestes, sont autorisés pour relever la saveur de quelques aliments, mais jamais on ne doit en manger.

Tous les autres condiments sont interdits ; pour être complet, qu'on me permette de les citer :

1° Les condiments acides : câpres, pickles, picallili, vinaigre et tout ce qui est assaisonné au vinaigre : cornichons, oignons, tomates, piment, estragon, bourrache ;

2° Les condiments sucrés : sucre, sucre d'orge, sucre candi, mélasse et miel ;

3° Les condiments aromatiques proprement dits : genièvre, gingembre, poivre, safran, muscade, girofle ;

4° Les condiments âcres : ail, ciboule, ciboulette, échalote, poivre, moutarde.

Les sauces exigeant l'addition d'épices variées sont absolument interdites : sauces aux roux, mayonnaise, sauce tomate, bercy, vinaigrette, béarnaise.

Une seule sauce est autorisée, c'est la sauce blanche dite mousseline.

ŒUFS

Les œufs occupent une place très importante dans l'alimentation des entérocolitiques et constituent dans certains cas leur seule nourriture ; dans d'autres, ils sont absolument interdits.

Sont permis :

Les œufs à la coque *peu cuits* et *très frais* ;
Les œufs mollets ;
Les omelettes peu cuites, dites baveuses, et les omelettes soufflées ;
Les œufs pochés ;
Les œufs brouillés nature, sans pointes d'asperges ou truffes ;
Les œufs à la neige ;
Les œufs au lait ;
Les jaunes d'œufs délayés dans du lait ou du bouillon ;
Le lait de poule.

Sont défendus :

Les œufs durs nature ou à la sauce, les œufs frits et en général tous ceux qui sont trop cuits ; en effet, plus le degré de cuisson d'un œuf est élevé, plus il est indigeste. Cependant dans un œuf dur, on peut manger le jaune qui, bien que cuit, se digère facilement; le blanc doit toujours être rejeté.

La même réflexion s'applique aux œufs sur le plat.

Certains malades très arthritiques ne devront user des œufs qu'avec modération.

POISSONS ET COQUILLAGES

Les poissons offrent une ressource précieuse pour l'alimentation des malades; leur viande est, à la vérité, un peu moins nourrissante que celle des mammifères constituant la viande de boucherie, mais elle est plus digestible en raison de la petite proportion de graisses qu'elle renferme et de la texture plus fine de ses fibres. Malgré ces qualités, un choix judicieux doit intervenir dans le régime de nos malades.

Sont permis :

Les poissons dits maigres, parmi lesquels on peut citer la sole, le merlan, la limande, la barbue, le turbot, le mulet, la morue fraîche, le rouget, le brochet, la truite, la perche, la carpe, le goujon, la brème.

Tous ces poissons doivent être frais, autrement ils peuvent occasionner des troubles gastro-intestinaux.

On peut les manger bouillis, au court-bouillon, grillés ou frits; dans ce dernier cas, ne jamais manger l'enveloppe frite. On doit toujours rejeter la peau qui est indigeste, même si le poisson n'est pas frit.

Les grenouilles, les huîtres et les clovisses sont bien tolérés par les malades.

Sont défendus :

1° Les poissons dits gras et les poissons à chair compacte : alose, lamproie, raie, thon, saumon, anguille de mer et de rivière, maquereau, hareng, sardine, dorade, ablette ;

2° Les poissons séchés, fumés, salés, saurés, marinés ou conservés dans l'huile.

Parmi les crustacés et coquillages interdits, citons les escargots, les moules, le homard, la langouste, la crevette, l'écrevisse, l'oursin, la coquille Saint-Jacques.

CHARCUTERIE

La viande de porc est en général fort indigeste en raison de la graisse qu'elle contient, de sa chair trop compacte et des épices qui servent à la relever. D'autre part, elle provoque souvent des accidents gastro-intestinaux dus à la façon malpropre dont est préparée la charcuterie; si on la voyait faire, on ne voudrait jamais y goûter; malheureusement, ce sont parfois les maisons dont la réputation est la mieux établie qui, obligées de satisfaire les exigences d'une clientèle nombreuse, apportent le moins de soins et de propreté dans la confection de leurs produits.

Toujours est-il que l'entérocolitique doit consommer peu de charcuterie. La *cervelle de porc*, le *maigre de jambon* et le *jambon d'York* frais débarrassé de sa graisse pourront être servis sur sa table; toute autre préparation (saucisse, saucisson, boudin, pied, cervelas, salaisons) lui est interdite.

VIANDES, GIBIER, VOLAILLES

D'une façon générale, les entérocolitiques doivent faire usage de viandes *rôties* rouges ou blanches, bien cuites, chaudes ou froides, accompagnées ou non d'un jus dont la graisse a été enlevée. La viande sera soigneusement mâchée ou coupée préalablement en morceaux très fins et prise en quantité très modérée.

Viandes permises :

1° Le *veau* rôti, à condition que l'animal ait au moins deux mois; avant cet âge, la viande est molle, gluante et indigeste;

Le ris et la cervelle de veau, mais modérément;

La longe, le cuissot et la noix constituent des morceaux de choix;

2° La viande de *mouton* plus facile à digérer que celle de bœuf;

3° La viande de *cheval jeune* tout aussi nourrissante et digestive que celle de bœuf;

4° La viande de *bœuf* dont toutes les parties sont recommandables, mais de toutes, le filet l'emporte de beaucoup par sa finesse et sa plus grande digestibilité;

5° Le *lapin* domestique, à condition qu'il ne soit pas trop gras;

6° Le *gibier* sous certaines réserves; tout d'abord, il doit être *frais*, la mort de l'animal ne remontera pas à plus de deux ou trois jours; le manger rôti est la seconde condition;

Le lièvre et le lapin sauvage sont bien plus savoureux, plus digestibles et moins gras que le lapin domestique;

La gélinotte, l'alouette et la jeune perdrix peu grasse peuvent être consommées sans danger;

7° Le poulet jeune et le pigeon jeune *rôtis* ou *bouillis*, sont pour nos malades de l'intestin une excellente nourriture; la peau est à rejeter comme indigeste.

Viandes défendues :

1° Toutes les viandes *bouillies*, exception faite pour le poulet et le pigeon, les ragoûts, les civets, les salmis, les viandes salées, fumées, marinées ou de conserves, les pâtés de viandes ou de foie, les confits d'oie, de porc, de canard;

2° Le foie, la poitrine et la tête de *veau* à cause de leur richesse en graisse;

Les rognons en raison de leur charpente fibreuse;

3° Le foie, les rognons, les pieds et le cœur de *mouton* pour des raisons analogues;

La viande d'*agneau* et de *chevreau*, très tendre, très facilement accessible aux sucs digestifs, mais malheureusement surchargée de graisse, est de ce fait à rejeter;

4° Le cœur, le foie et les rognons de *bœuf*;

5° La viande de *chèvre* coriace et trop odorante;

6° Les *volailles grasses*, comme l'oie, le canard, la dinde, le poulet de Bresse, le chapon, la poularde, la caille, la grive, les poules d'eau;

7° Les gelées de viandes, les sauces fortes, les extraits de viandes et les peptones;

8° En général, les viandes saignantes, à plus forte raison les viandes crues.

LÉGUMES

Sont permis :

Les légumes en purée : purée de pommes de terre, de châtaignes, de lentilles, de carottes, de pois verts ou secs, de légumes décortiqués, de julienne;

Les purées de marrons, de salsifis, d'artichauts et de navets aux malades en voie de guérison;

Les pommes de terre cuites au four;

Les légumes verts suivants : haricots verts jeunes, épinards, chicorée, fonds d'artichauts, petits pois, salade cuite.

Tous ces légumes doivent être excessivement cuits, presque réduits en purée, cuits au bouillon, à la crème ou au jus, liés avec des jaunes d'œufs, mais sans beurre ni graisse.

Le riz au lait ou à l'eau;

Les pâtes alimentaires cuites à l'eau : macaroni, nouilles, vermicelle, semoule, gnioquis.

Sont défendus :

Les légumes frits : pommes de terre, salsifis, etc.;

Les légumes conservés ou fermentés : choucroûte;

La salade crue assaisonnée ou non, la salade russe;

Les purées de fèves et de haricots;

Les légumes secs non réduits en purée;

Les légumes acides : tomate, oseille, asperges;

La plupart des légumes verts ou non : navets, betteraves, salsifis, cresson, champignons, concombres, cornichons, céleris, choux potagers, choux de Bruxelles, choux-fleurs, choux rouges, artichauts, crosnes, endives, potirons, citrouilles, courges, pastèques, radis, raves, aubergines, topinambours, oignons, poireaux, cardons.

LAITAGE

Le *lait* pur ne convient pas aux entérocoliques chez lesquels il est en général mal toléré ; on devra n'en user qu'au moment des crises d'entéralgie pendant lesquelles il constitue l'unique nourriture.

Le *petit-lait* uniquement formé par le sérum du lait est permis.

Le *beurre* ne doit être consommé que *très frais* ; jamais il ne sera employé pour la cuisson des aliments quels qu'ils soient.

Les *fromages* fermentés sont absolument interdits, seul le fromage à la crème peut être mangé sans danger.

Les *entremets* sont admis à la condition d'être pris en petite quantité, très peu sucrés, peu aromatisés et jamais alcoolisés ; en conséquence, l'omelette au rhum ou au kirsch, le plum-pudding seront mis de côté.

Les *glaces* sont en général bien tolérées ; toutefois, les malades sujets aux crises douloureuses s'en abstiendront prudemment.

Les *glaces* pralinées ainsi que les glaces aux fruits sont interdites à *tous les malades*.

PATISSERIES-CONFISERIES

Sont permis :

Tous les gâteaux secs sans amandes, peu ou pas sucrés : biscuits secs, biscuits à la cuiller, biscottes, grissini, gaufrettes, oublis, échaudés, flans, soufflés, meringues.

Sont interdits :

Les gâteaux aux amandes, aux fruits ou à la crème : gâteaux-biscuits, tartes, galettes, éclairs, nougats, macarons, pains d'épices, petits fours ;

Les gâteaux faits avec des pâtes épaisses, lourdes, compactes, chargées de graisses : beignets, babas, brioches, pavés, pâtés, feuilletés ;

Toutes les confiseries en général : sucre d'orge, sucre candi, dragées, fruits confits, caramels, chocolats, miel.

FRUITS

Sont permis :

Quelques rares fruits *crus* parmi lesquels le *raisin* très mûr, à condition de rejeter la pellicule et les pépins ; la *pêche* presque fondante et la *banane* ;

Les fruits *cuits* en compotes ou en marmelades peu sucrées, à la condition d'exclure les fruits renfermant des pépins ;

Les pommes cuites au four ;

Les myrtilles fraîches ou en compotes aux malades atteints de diarrhée.

Sont défendus :

Les fruits crus en général : cerises, abricots, framboises, fraises, ananas, pommes, poires, prunes, mirabelles, melon ;

Les fruits astringents : nèfles, coings, arbouses, cornouilles, alizes ;

Les fruits secs : noix, noisettes, cerneaux, amandes, dattes ;

Les fruits acides : oranges, mandarines, grenades, groseilles ;

Les fruits desséchés : raisin sec, figues sèches, etc.

Les fruits confits;

Les fruits à l'eau-de-vie;

Les fruits en beignets ou frits dans le beurre ou la graisse;

Les confitures et les gelées.

BOISSONS

Les boissons permises sont :

Le lait pendant les crises douloureuses seulement ;

L'eau ordinaire bue fraîche ou tiède ;

Certaines eaux minérales non gazeuses : Évian, Alet, Martigny, Contrexéville, Vittel, Plombières-Alliot, Bains ;

Le vin blanc (Bordeaux de préférence) coupé d'eau (un quart de vin pour trois quarts d'eau) ;

Les bières blondes légères coupées ou non d'une des eaux minérales précédemment indiquées ;

Les infusions de tilleul, de camomille, de feuilles d'oranger, de verveine, de menthe bues pendant ou après les repas ;

L'infusion de chicorée pour remplacer le café ;

Les tisanes de houblon, de racines de réglisse, de gland doux, de gruau d'orge, de blé ou d'avoine ;

Le café Kneipp (orge torréfiée) ;

Le jus de raisin.

Les boissons interdites comprennent :

Le vin rouge ;

Les bières fortes ;

Les eaux minérales gazeuses (Vichy, Pougues, Vals, Apollinaris, etc.) ;

Les vins mousseux (Champagne, Saumur);

Les boissons excitantes : thé, café, maté;

Les alcools en général : liqueurs, apéritifs, eaux-de-vie;

Les boissons gazeuses : limonade, eau de Seltz;

Le chocolat au lait ou à l'eau;

Les boissons acides : cidre, poiré;

Les boissons sucrées : sirops.

Tel est le régime de la colite muco-membraneuse en dehors des crises douloureuses.

Pendant ces dernières, le lait est le seul aliment toléré. La crise passée, les œufs, les bouillies, les purées feront une heureuse transition entre le régime lacté absolu et le régime ordinaire du malade.

Ainsi que nous le disons plus haut, il appartient au médecin de faire subir au régime des modifications diverses, il le restreindra ou l'étendra en tenant compte de l'intensité de la maladie, de sa pathogénie s'il parvient à la déceler et de la diathèse du sujet.

En résumé, un régime ponctuellement suivi, une bonne hygiène générale, et un séjour dans une station hydro-minérale spécialisée viendront à bout de cette variété d'entérite si longue à guérir. Ces trois moyens thérapeutiques seront plus efficaces que tous les médicaments employés.

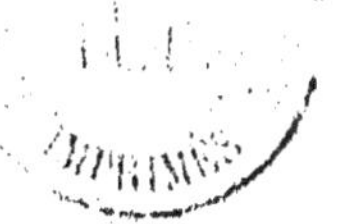

TABLE

BAR-LE-DUC. — IMPRIMERIE CONTANT-LAGUERRE.

www.ingramcontent.com/pod-product-compliance
Lightning Source LLC
LaVergne TN
LVHW020456060726
842525LV00005B/1744